Michael Heinen-Anders
Hochpotenzen (über D 30) in der Homöopathie – ein (pseudo)wissenschaftliches Unding

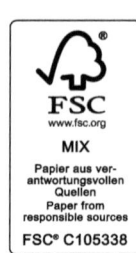

Herstellung und Verlag: BoD- Books on Demand,
Norderstedt

ISBN **9783748190707**

Inhaltsverzeichnis

Erneute Kampagne gegen die Homöopathie (ZDF Zoom)

<<Obwohl ihre Wirksamkeit umstritten ist, greifen immer mehr Patienten zu Globuli. "Wer heilt, hat recht", ist ein häufiges Argument der Befürworter der Homöopathie und anderer alternativer Heilverfahren. Und trotz ausstehender Wirksamkeitsnachweise werden die Globuli oftmals von den Krankenkassen erstattet. "ZDFzoom" fragte am Mittwoch, 16. Januar 2019, 22.45 Uhr, in "Globuli und guter Glaube - Homöopathie auf dem Prüfstand": Warum gelten in Deutschland für die Homöopathie besondere Regeln? Die gesetzlichen Krankenkassen dürfen seit 2011 homöopathische Arzneien als freiwillige Satzungsleistung bezahlen - und die meisten tun dies auch. Der Grund: die hohe Nachfrage und der Wettbewerb der Kassen untereinander. Günther Jonitz, Präsident der Berliner Ärztekammer, ist einer der wenigen Vertreter der Ärzteschaft, die die Sonderbehandlung der

Homöopathie offen kritisieren: "Es gibt auf die Homöopathie eine enorme Nachfrage seitens der Patientinnen und Patienten, und das zieht sich durch auch bis in allerhöchste politische Kreise, in denen hoher Druck aufgebaut wird, an dieser Pseudomedizin als solcher festzuhalten."

Josef Hecken, der Präsident des Gemeinsamen Bundesausschusses, geht noch weiter: Er fordert, "dass Krankenkassen verboten wird, als Satzungsleistung Dinge zu bezahlen, deren Evidenz nicht nachgewiesen ist". Kritiker wie Edzard Ernst, der als junger Arzt selbst homöopathisch behandelte, wenden ein, es sei allein der Placebo-Effekt, der Heilungsprozesse mit eigentlich unwirksamen Medikamenten befördere. Dennoch verschreiben rund 5600 Ärzte in Deutschland Globuli, ergänzend, aber auch alternativ zur Schulmedizin. Grundlage dafür ist eine Zusatz-Weiterbildung, die 1937 von den Ärztekammern mit der damaligen Berufsordnung eingeführt wurde. Die Bundesärztekammer begründet diese Weiterbildung heute mit "Gründen der Patientensicherheit". Nur der Arzt - so das Argument - verfüge über die Kompetenzen, auch die Grenzen alternativmedizinischer Verfahren zu erkennen. Dass die Patientensicherheit nicht immer gewährleistet ist, wenn Ärzte bei schweren Erkrankungen ausschließlich auf Globuli vertrauen, zeigen die Recherchen von "ZDFzoom"-Reporter Oliver Matthes.>> [1]

Betroffenenbrief vom 19.01.2019 an das ZDF:

„Die Homöopathie zählt zur Erfahrungsheilkunde, mit dem Motto "Wer heilt hat Recht!" - Im Jahre 1980 wurde bei mir eine Schilddrüsendysfunktion mit Kropfbildung festgestellt. Der behandelnde Internist meinte damals, ich müsse mein

---

[1] https://www.presseportal.de/pm/7840/4165307

gesamtes Leben Thyreoxin (ein Schilddrüsenhormon) einnehmen.

Daraufhin erfuhr ich von einem sehr erfolgreichen Homöopathen in Köln-Lindenthal, Dr. Müller. Dieser führte eine ausführliche, einstündige Anamnese mit mir durch und verordnete mir das homöopathische Mittel Spongia D 6 (Tabletten). Nach ca. 6 Wochen waren sämtliche einschlägigen Schilddrüsensymptome verschwunden und nach 3 Monaten weiterer Behandlung mußte ich das Mittel nicht mehr einnehmen. So etwas gilt als "Wunderheilung"!

Ein anderes Beispiel: Ebenfalls anfangs der 80er Jahre litt ich an häufigen, regelmäßig auftauchenden akuten Nasennebenhöhlenerkrankungen. Die Therapie des behandelnden HNO-Arztes bestand in der damals (und auch heute noch) üblichen Antibiotika-Therapie. Nach einiger Zeit schlug ich dem Arzt als Behandlung, die ich aus dem homöopathischen Repertorium dafür

entnommen hatte, Mercurius bijodatus D 3
– D 4 in Tablettenform vor. Der Arzt ließ
sich auf das Experiment ein und ich war so
weit in meiner Befindlichkeit gebessert, als
dass ich fortan auf die regelmäßigen
Krankschreibungen verzichten konnte und
des weiteren auch ohne Antibiotika-
Einnahme auskam!
Ich könnte noch weitere
"Wunderheilungen" in diesem Falle mit
Mitteln der anthroposophischen Medizin
an meiner älteren Tochter, z.B. im Falle
einer vorliegenden Neurodermitis, durch
einen anthroposophischen Kinderarzt, Dr.
Krahne in Köln, berichten. (Die
Neurodermitis konnte vollständig abheilen
und ist heute nicht mehr vorhanden). ---
Doch ich will die Liste der Beispiele mit
diesem vorerst beenden. --- "Wer heilt hat
Recht!", daran sollten sich Schulmediziner
ein Beispiel nehmen!
PS: Vielleicht noch ein Fall und ein Mittel
als weiteres Beispiel:
Meine beiden Töchter litten in früher
Kindheit an regelmässigen

Mittelohrentzündungen. Diese wurden von dem anthroposophischen Kinderarzt Dr. Krahne, Köln, statt mit Antibiotika jedes Mal erfolgreich mit Levisticum Rh D 3 (Weleda) behandelt. Als ich vor kurzem selbst einmal eine Mittelohrentzündung hatte, probierte ich das gleiche Medikament, und auch mir hat es geholfen. Eine weitere, etwa gar Antibiotika-Behandlung unterblieb, da unnötig.

Zum Abschluß noch ein weiteres Argument: Wenn Homöopathie und anthroposophische Medizin tatsächlich unwirksam wären und nur der vermeintliche Placebo-Effekt zu einer Heilung führen würde, wie kommt es dann, dass Homöopathie und anthroposophische Medizin nachweislich sehr gute Ergebnisse in der Behandlung von Säuglingen und Kleinkindern (vgl. Goebel/Glöckler:Kindersprechstunde)[2] aber auch von Tieren (Hunde, Katzen, Nutztiere)[3] hat? Säuglinge und Tiere können nicht unterscheiden, welche Art von Behandlung ihnen zuteil wird, und insofern scheidet hier das Argument des Glaubens an die Heilung völlig aus. Eine strikt wissenschaftliche Sicht müßte dieses Phänomen aber untersuchen, um widerspruchsfrei argumentieren zu können. Dies jedoch passiert nach meinem derzeitigen Kenntnisstand nicht bzw. nicht zureichend.

Ihr Beitrag erfüllt daher nicht die Mindeststandards der unvoreingenommenen Recherche und erfüllt den Tatbestand der vorsätzlichen Diskreditierung und Hetze gegen unliebsame Konkurrenten auf dem

---

[2] Vgl. Michaela Glöckler/Wolfgang Goebel/Karin Michael: Kindersprechstunde. Ein medizinisch-pädagogischer Ratgeber, Urachhaus Vlg., Stuttgart 2015
[3] Vgl. Christiane P. Krüger: Praxisleitfaden Tierhomöopathie, Sonntag Vlg. (Thieme Gruppe), Stuttgart 2016

Arzneimittelmarkt!

Übrigens hat meine Mutter wegen ihrer Arthrose/Arthritis immer wieder sehr starke Schmerzen in Gliedern, Gelenken und dem Rücken.
Bislang half keine schulmedizinische Behandlung dieser Beschwerden.
Nachdem ich meiner Mutter aber die Wala Cartilago comp. Salbe, 100 g zugesandt und diese das Mittel angewandt hatte, spürte die eine erhebliche Besserung dieser Beschwerden. Sie benutzt dieses Medikament auch derzeit wieder.
Alles andere half nicht!" [4]

Homöopathie ist wirksam

Nach den Maßstäben der Erfahrungsheilkunde ist Homöopathie

---

[4] Michael Heinen-Anders: Unveröffentliches Manuskript, 19.01.2019

wirksam, daher stammt auch ihre große Beliebtheit in der Volksmedizin (Selbstmedikation). Zumal ja auch jeder eventuelle Placebo-Effekt bei der Behandlung von Säuglingen und Tieren (Hund, Katze, Pferd, Kuh und weitere Nutztiere) sicher ausgeschlossen werden kann.

Wie sollte beim Potenzieren von Arzneimitteln vorgegangen werden?

Potenzieren (auch Dynamisieren) ist ein in der Homöopathie und in der anthroposophisch erweiterten Medizin verwendetes Verfahren zur Herstellung von Arzneimitteln. Dabei wird eine Urtinktur durch Verschütteln mit Wasser oder einem Wasser/Alkohol-Gemisch oder durch Verreiben mit Milchzucker schrittweise im Verhältnis 1:10 (D-Potenzen), 1:100 (C-Potenzen) oder 1:50.000 (LM- oder Q-

Potenzen) verdünnt. Die Struktur der Urtinktur wird dabei dynamisch auf das Lösungsmittel übertragen.

In der anthroposophischen Medizin werden Dezimalpotenzen zugrundegelegt. In der Regel ist die höchste Potenz eine D 30"[5].
Es ist so "... dass tiefe Potenzen (beginnend bei der Urtinktur bis etwa D 6), bei denen die Ausgangssubstanz erst sehr wenig durch den Potenzierungsprozess aufgeschlossen ist, auf das Stoffwechselsystem des Menschen wirken, in dem ja auch die stofflichen Umsetzungen vor sich gehen. Die mehr aufgeschlossenen mittleren Potenzen (etwa D 8 - D 15) wirken auf das rhythmische System und hohe Potenzen (etwa D 20 - D 30), bei denen keine Stofflichkeit wirksam ist, sondern nur noch eine Dynamik

---

[5] Jürgen Schürholz: *Heilmittelfindung und Heilmittelherstellung.* In: *Anthroposophische Medizin.* Ein Weg zum Patienten. Beiträge aus der Praxis, herausgegeben von Michaela Glöckler/Jürgen Schürholz/Martin Walker, Vlg. Freies Geistesleben, Stuttgart 1993, S. 197 - 206 (hier: S. 204)

übertragen wird, auf das Nerven-Sinnes-System. (...) Höhere Potenzen als D 30 wurden von Rudolf Steiner nur in seltenen Ausnahmefällen empfohlen (so gelegentlich Belladonna D 60 bei psychischen Leiden)." [6].

Ein Potenzierlabor benötigt besondere Bedingungen:

"Ruhe - das mag ungewöhnlich erscheinen in der Arzneimittelherstellung. Aber Ruhe ist Voraussetzung beim Potenzieren. Bei diesem Herstellverfahren wird die Arzneimittelsubstanz mit einem Ethanol-Wassergemisch verdünnt und von Hand rhythmisiert. Wenn potenziert wird (...) ist klar, dass die Türe geschlossen bleibt und nicht gesprochen wird. Die Fenster sind mit einem Sichtschutz versehen, der Tageslicht hereinlässt, da gute Lichtverhältnisse wichtig sind. Aber alles andere, was ablenken könnte, bleibt

---

[6] Herwig Duschek: *Keine Hochpotenzen über D 30!* Von der Schädigung durch homöopathische Hochpotenz-Arzneimittel, Broschüre, o.O., Juni 2007, S. 3 - 4

draußen. Nein, hier steht auch kein Telefon und kein Computer" [7].

Helga Betz aus der Arzneimittelherstellung der Weleda AG erläutert: "Theoretisch ist die Methode schnell erklärt: Zentral ist zum Beispiel das Bewegen der Flüssigkeit in Form einer liegenden Acht, dem Symbol für Unendlichkeit. Aber Theorie ist nur das eine. Immer wieder habe ich in meiner über 30-jährigen Tätigkeit erlebt, dass Kollegen Versuche mit dem Potenzieren gestartet haben und überrascht waren, wie schwer es ist, die Bewegung in Übereinstimmung mit dem eigenen Rhythmus zu bringen" [8].

In der Milchzuckerverreibung (Trituration) zur Herstellung von Pulver oder Tabletten kommen leicht abgewandelte Verfahren zur Anwendung.

---

[7] O. Verf.: Die Herstellung. In: Weleda Nachrichten, Winter 2016, S. 22

[8] Helga Betz, in: Weleda Nachrichten, Winter 2016, S. 27

Kritik an der Potenzierungsmethode

Der Methode der Potenzierung wird oft entgegengehalten, dass es sich dabei um eine bloße Verdünnung der Ausgangssubstanz bis zur vollkommenen Wirkungslosigkeit handle. Die Übertragung einer Wirkung von Substanzen auf das Verdünnungsmittel sei durch keine bekannten physikalischen oder chemischen Gesetzmäßigkeiten zu erklären. Dass dieses auch in Fachkreisen immer noch verbreitete Vorurteil wissenschaftlich nicht haltbar ist, hat u.a. der Chemiker Viktor Gutmann an der Technischen Universität Wien schon gegen Ende des 20. Jahrhunderts festgestellt. Die Fehleinschätzungen beruhen auf einem zu stark vereinfachenden Modell des flüssigen Zustands, das reale Substanz-Lösungen nicht hinreichend genau beschreibt. Auf Basis der experimentellen Befunde konnte Gutmann im Rahmen eines erweiterten

Modells theoretisch klären, *wie* die Struktur der Urtinktur die Lösungsmittelstruktur messbar verändert wird. Aufgrund molekularer Systemorganisation durch die hierarchisch geordneten Strukturebenen des Lösungsmittels wird die Struktur beim Potenzieren nicht nur dynamisch stabilisiert, sondern darüber hinaus sogar noch schärfer herausgearbeitet. Dabei spielen auch die gelösten Gase und die Energieübertragung beim Verschütteln oder Verreiben eine entscheidende Rolle[9]. Schon 1923 hat Lili Kolisko mit der von ihr entwickelten Steigbildmethode den experimentellen Nachweis der Wirksamkeit kleinster Entitäten erbracht[10].

Conclusio

„Die Homöopathie ist ein Heilverfahren, das schon erheblich älter ist, als allgemein

---

[9] vgl. Resch/Gutmann (1986)

[10] Kolisko (1959)

angenommen wird. Schon vor 2500 Jahren vertrat der Grieche Hippokrates (460 – 377 v. Chr.), der Vater der Heilkunde, die Meinung, daß der Kranke und nicht die Krankheit behandelt werden müsse. Er ging davon aus, daß Krankheitserscheinungen (<<Symptome>>) Reaktionen des Körpers sind, um schädliche Einflüsse zu überwinden. (…) Der deutsche Arzt Samuel Hahnemann (1755-1843) hat die Homöopathie in ihrer heutigen Form entwickelt. Er übersetzte den Gedanken des Hippokrates, wie in seiner Zeit üblich, mit <<Similia Similibus Curentur>> in das Lateinische. Dies kann man am besten übersetzen mit: <<Gleiches werde mit Gleichem geheilt.>>"[11]

Dabei wurden die Grundstoffe aus einer Urtinktur heraus immer stärker potenziert, wie bereits beschrieben. Nur sollte diese Potenzierung ihre Grenzen haben. Bei D 30 sollte redlicherweise die Potenzierung

---

[11] L. P. Huijsen: Der Homöopathie-Führer, Knaur TB Vlg., München 1991, S. 389

halt machen, denn über Mittel, die darüberhinaus gehen kann gesagt werden: „Sie wirken wie Bomben in feinste Ätherschichten".[12]

Aktueller Nachtrag

Neuerdings betätigt sich die Grüne Jugend - ganz im Sinne der hauptamtlichen Skeptiker-Organisationen[13] – damit, eine parteiinterne Kampagne gegen die Homöopathie als Krankenkassenleistung zu fahren. Diese Kampagne mündete in einen Antrag Homöopathie als Kassenleistung auszuschließen.[14]

---

[12] Herwig Duschek: Keine Hochpotenzen über D 30! Von der Schädigung durch homöopathische Hochpotenz-Arzneimittel, o.O., Juni 2007, S. 21

[13] http://homoeopathiewatchblog.de/2019/09/12/viele-parteimitglieder-unterzeichnen-anti-homoeopathie-antrag-fuer-parteitag-im-november-hier-der-antrag-fuer-erstattungs-verbot-im-wortlaut-inkl-auswertung-der-uebereinstimmung-mit-inh-botschaften/?fbclid=IwAR1zS7SlKo9fouuMo_upOiyC5fjJ3QZUfl1Hzybd7bKs7_mfytrnjsoKPnA

[14] https://www.naturundmedizin.de/die-gruenen-gegen-homoeopathie.html

Literatur

- Samuel Hahnemann: Organon der Heilkunst, 6. Auflage. 1842, herausgegeben 1921. (Potenzieren ab §269), Neuauflage: Narayana Verlag, Gylling (Dänemark) 1987

- Homöopathisches Arzneibuch 2006, Deutscher Apotheker Verlag Stuttgart

- Pharmacopoeia of the American Institute of Homeopathy 2004 (Amerikanisches Homöopathisches Arzneibuch)

- Gerhard Resch, Viktor Gutmann: *Die wissenschaftlichen Grundlagen der Homöopathie*, Barthel&Barthel Verlag, Schäftlarn 1986 ISBN 978-3-88950-025-0

- Lili Kolisko: *Physiologischer und physikalischer Nachweis der*

*Wirksamkeit kleinster Entitäten
1923–1959*, Stuttgart 1959

- Michael Schiff: *Das Gedächtnis des Wassers. Homöopathie und ein spektakulärer Fall von Wissenschaftszensur*, Vlg. Zweitausendeins, Frankfurt a.M. 1997

- Jürgen Schürholz: *Heilmittelfindung und Heilmittelherstellung.* In: *Anthroposophische Medizin.* Ein Weg zum Patienten. Beiträge aus der Praxis, herausgegeben von Michaela Glöckler/Jürgen Schürholz/Martin Walker, Vlg. Freies Geistesleben, Stuttgart 1993, S. 197 – 206

- Herwig Duschek: *Keine Hochpotenzen über D 30!* Von der Schädigung durch homöopathische Hochpotenz-Arzneimittel, Broschüre, o.O., Juni 2007

- Henning Schramm: *Heilmittel der anthroposophischen Medizin.* Grundlagen - Arzneimittelporträts - Anwendung, Elsevier/Urban & Fischer, München 2009, S. 113 – 114

- Christiane P. Krüger: Praxisleitfaden Tierhomöopathie, Sonntag Vlg. (Thieme Gruppe), Stuttgart 2016

- Michaela Glöckler/Wolfgang Goebel/Karin Michael: Kindersprechstunde. Ein medizinisch-pädagogischer Ratgeber, Urachhaus Vlg., Stuttgart 2015

- Klaus Binding: *Homöopathie - Theorie und Praxis*, BoD, Norderstedt 2012, S. 38ff (aus Sicht der "Klassischen Homöopathie")

- L. P. Huijsen: Der Homöopathie-Führer, Knaur TB Vlg., München 1991

Autobiographische Notiz:

Michael Heinen-Anders wurde am 25.02.1960 in Köln geboren. Er studierte an der Bergischen Universität Wuppertal Wirtschafts- und Sozialwissenschaften.
1989 schloss er das Studium als Diplom-Ökonom ab.
Michael Heinen-Anders trat 1994 der Anthroposophischen Gesellschaft, Zweig Köln, bei.
Seit 2012 ist er gleichfalls Mitglied der Freien Hochschule für Geisteswissenschaft.
Er veröffentlichte zahlreiche literarische, essayistische und wissenschaftliche Schriften, darunter „Aus anthroposophischen Zusammenhängen", BoD, Norderstedt 2010 und „Aus anthroposophischen Zusammenhängen Band II", BoD, Norderstedt 2018.
Michael Heinen-Anders lebt in Köln, ist geschieden und hat zwei erwachsene Töchter.